北京儿童医院
BEIJING CHILDREN'S HOSPITAL

福棠儿童医学发展研究中心
FUTANG RESEARCH CENTER
OF PEDIATRIC DEVELOPMENT

儿童健康好帮手

儿童心胸外科疾病分册

总主编 倪 鑫 沈 颖

主 编 李晓峰 莫绪明

副主编 邹 靓

U0212517

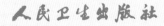

人民卫生出版社

图书在版编目（CIP）数据

儿童健康好帮手 . 儿童心胸外科疾病分册 / 李晓峰，莫绪明主编 . —北京：人民卫生出版社，2020

ISBN 978-7-117-29305-1

Ⅰ. ①儿…　Ⅱ. ①李…②莫…　Ⅲ. ①儿童 – 保健 –问题解答②儿科学 – 心脏外科学 – 问题解答③儿科学 – 胸腔外科学 – 问题解答　Ⅳ. ①R179–44②R726.542–44③R726.55–44

中国版本图书馆 CIP 数据核字（2020）第 075370 号

| 人卫智网 | www.ipmph.com | 医学教育、学术、考试、健康，购书智慧智能综合服务平台 |
| 人卫官网 | www.pmph.com | 人卫官方资讯发布平台 |

儿童健康好帮手——儿童心胸外科疾病分册

主　　编：李晓峰　莫绪明
出版发行：人民卫生出版社（中继线 010-59780011）
地　　址：北京市朝阳区潘家园南里 19 号
邮　　编：100021
E - mail：pmph @ pmph.com
购书热线：010-59787592　010-59787584　010-65264830
印　　刷：北京顶佳世纪印刷有限公司
经　　销：新华书店
开　　本：787×1092　1/32　　印张：3.5
字　　数：54 千字
版　　次：2021 年 1 月第 1 版　2021 年 1 月第 1 版第 1 次印刷
标准书号：ISBN 978-7-117-29305-1
定　　价：29.00 元
打击盗版举报电话：010-59787491　E-mail：WQ @ pmph.com
质量问题联系电话：010-59787234　E-mail：zhiliang @ pmph.com

编者

（按姓氏笔画排序）

王建明	河北省儿童医院
文　平	大连医科大学附属大连市儿童医院
皮名安	华中科技大学附属武汉儿童医院
李晓峰	首都医科大学附属北京儿童医院
邹　靓	南京医科大学附属儿童医院
陈　瑞	青岛妇女儿童医院
陈　晨	南京大学医学院附属鼓楼医院
莫绪明	南京医科大学附属儿童医院
钱龙宝	南京医科大学附属儿童医院
翟　波	河南省儿童医院

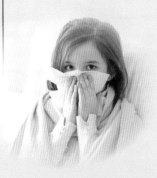

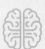

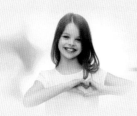

总序

Preface

2016 年 5 月,国家卫生和计划生育委员会(现称为国家卫生健康委员会)等六部委联合印发《关于加强儿童医疗卫生服务改革与发展的意见》的文件,其中指出:儿童健康事关家庭幸福和民族未来。加强儿童医疗卫生服务改革与发展,是健康中国建设和卫生事业发展的重要内容,对于保障和改善民生、提高全民健康素质具有重要意义。文件中对促进儿童预防保健提出了明确要求,开展健康知识和疾病预防知识宣传,提高家庭儿童保健意识是其中一项重要举措。

为进一步做好儿童健康知识普及与宣教工作,由国家儿童医学中心依托单位——首都医科大学附属北京儿童医院牵头,联合福棠儿童医学发展研究中心 20 家医院知名专家,共同编写了"儿童健康好帮手"系列丛书。本套丛书共计 22 分册,涵盖了儿科 22 个亚专业中的常见疾病。

本套丛书从儿童常见疾病及家庭常见儿童健康问题入手,以在家庭保健、门诊就医、住院治疗等过程中家长最关切的问题为重点,以图文并茂的形式,从百姓的视角,用通俗易懂的语言进行编写,集科学性、实用性、通俗性于一体。

本套丛书可作为家庭日常学习使用,也可用于家长在儿童患病时了解更多疾病和就医的相关知识。本套丛书既是家庭育儿的好帮手,也是临床医生进行健康宣教的好帮手。希望本套丛书能够在促进儿童健康成长、提升身体素质、促进医患关系和谐等方面发挥更大的作用!

总主编
2020 年 12 月

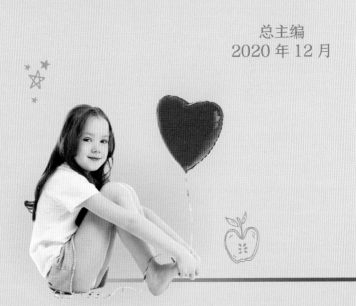

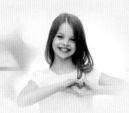

前言

Foreword

　　《儿童健康好帮手——儿童心胸外科疾病分册》是"儿童健康好帮手"系列丛书的一个分册。由于儿童心胸外科疾病具有专业性强，手术过程复杂、危险性大，病人及家属恐惧、焦虑心理明显，术后易发生并发症等特点，其健康教育指导工作显得尤为重要。

　　儿童健康教育是一项有组织、有计划、有评价的教育活动，不仅要求医务人员应熟练运用专业理论知识和技能为患儿提供健康服务，还要求患儿家属积极接触相关的知识，了解常识性问题。本书由长期从事小儿心胸外科临床工作的权威专家，根据其丰富的外科、监护、护理、康复等临床经验，调研患儿及家属最关注的常识性问题，以"语言浅显易懂、形式图文并茂"为特点编写而成。以一问一答的形式，对患儿及家长系统地传授健康及保健知识，帮助其树立正确的健康观念，主动采取健康的行为，减轻其焦虑不安的紧张情绪，真正起到预防疾病、促进健康的作用。

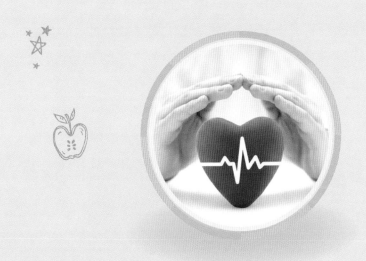

　　当前,健康教育已成为医疗工作的重点内容。随着人民群众对健康的需求的日益增长,健康教育暴露出越来越多的问题,其中儿童心胸外科领域更是缺乏专业、权威的健康教育指导用书。希望本书可以填补这一空白,促进儿童心胸外科领域的健康宣教工作。

　　在儿童心胸外科临床工作中积极开展健康教育,既是提高团队整体素质的需要,是促进医患关系的需要,也是提高医师业务技能和服务水平的需要。

　　《儿童健康好帮手——儿童心胸外科疾病分册》一书的出版,必将进一步激励医务人员做好对病人的健康宣教,提高医护工作质量和治疗效果。希望本书的出版能给所有致力于医疗改革的同仁带来新的启示和思考,真正使患儿及家属参与到医疗行为中,积极推动我国儿童心胸外科事业的稳健发展!

李晓峰　莫绪明
2020 年 12 月

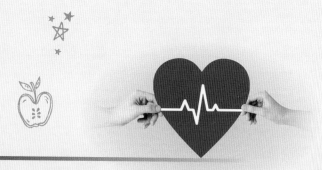

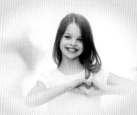

目录

Contents

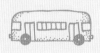

25　**PART 2**
门诊健康教育指导

57　PART 3
住院患儿健康教育指导

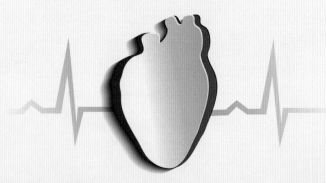

PART 1

家庭健康教育指导

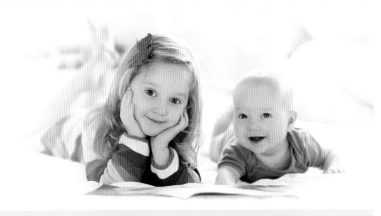

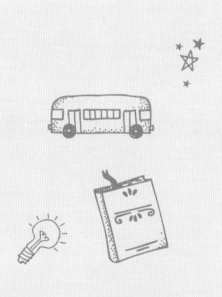

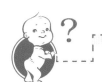

你知道心脏的结构吗?

　　人的心脏正常如本人的拳头大小,外形像桃子,位于胸腔之内,横膈之上,两肺之间稍偏左。主要由心肌构成,并有左心房、左心室、右心房、右心室四个腔室。左右心房之间和左右心室之间均由间隔隔开,互不相通。心房与心室之间存在瓣膜,这些瓣膜使血液只能由心房流入心室,而不能倒流。

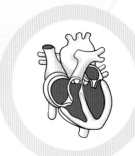

心脏有哪些功能?

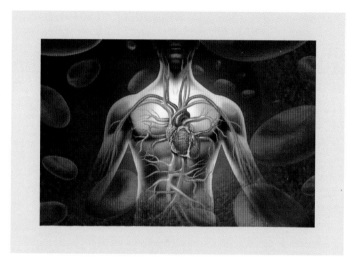

简单地讲,心脏的功能就是持续推动全身血液流动,不停地向器官、组织提供充足的血液,以供应氧和各种营养物质,并带走器官组织的代谢终产物(如二氧化碳、尿素和尿酸等),使细胞进行正常的生理功能。

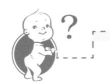

心脏和身体其他器官的
联系是什么？

心脏就像是汽车的发动机一样，是全身血液流动的动力，只有心脏不停地泵血，身体其他器官才可以获得足够的氧合血液，从中摄取营养物质，并且排出代谢产物，进而发挥正常的功能。

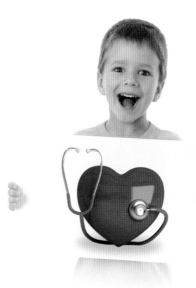

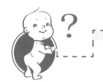

如何发现先心病?

先天性心脏病简称先心病。确定是否患有先心病可根据病史、症状、体征和一些特殊检查来综合判断。随着医学技术水平的提高,妈妈怀孕期间通过产前检查就能发现肚中胎儿是否患有先心病。先心病患儿出生后往往出现营养不良、躯体瘦小、体重不增、发育迟缓等,患有法洛四联症的小儿可有蹲踞现象。常见症状可有呼吸急促,口唇甚至全身青紫,尤其注意青紫出现时的年龄、时间,与哭叫、运动等有无关系,是阵发性的还是持续性的。哭声低、呻吟、烦躁不安、心率增快(可达180次/min)、呼吸急促(50~100次/min)、吃奶不香以及反复发作或迁延不愈的上呼吸道感染等表现均提示存在先心病的可能。有上述表现的小儿,可以寻求儿科医师或心脏病专科医师进行体格检查。特殊的检查可有 X 线检查、超声检查、心电图检查、心脏导管检查等。其中心脏超声是目前最常用的先心病的检查及诊断方法。

常见的先心病有哪些?

常见的先心病有室间隔缺损、房间隔缺损、动脉导管未闭、肺动脉瓣狭窄、法洛四联症、大动脉转位等。

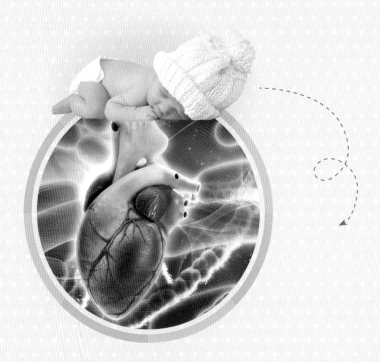

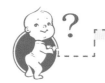

嘴唇不红润、
发紫一定是先心病吗?

不一定。嘴唇发紫,一般是缺血缺氧所致,而引起缺血缺氧的原因很多,除心脏病变外,肺部病变(如呼吸道梗阻、肺炎和脓胸等)、高热惊厥、癫痫以及某些药物或食物都有可能出现嘴唇发紫的现象。少数婴儿脾气大,哭起来屏气很长,也可有青紫,但哭闹停止后缓过气来青紫就消失,这叫屏气发作。当然,有些嘴唇发紫的患者并非患有这些疾病,而是"血瘀"所致。人出现疲倦、厌食时,也伴有嘴唇发黑的现象。各种青紫情况可以请医师检查,得到正确的诊断、处理和治疗。

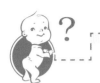

孩子哭闹时口唇发青一定是
先心病吗？

　　口唇发青主要是由于体内缺氧所致，所以任何导致患儿体内缺氧的疾病都可表现出口唇甚至全身发青。但应首先考虑患有先心病的可能。因为安静时青紫是青紫型先心病(如完全性大动脉转位、法洛四联症等)的突出表现。可于出生后持续存在，也可于出生后3~4个月逐渐明显，在口唇、指/趾甲床、鼻尖最明显。而潜伏青紫型心脏病(如室间隔缺损、房间隔缺损、动脉导管未闭)平时虽无青紫，但可能在活动、哭闹、屏气或患肺炎时才出现青紫。家长如果发现自己的孩子有青紫症状，应及早到医院就诊，以确诊是否患有先心病。

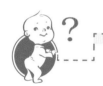

有心脏杂音一定是先心病吗？

不一定。听诊检查心脏杂音是诊断心血管疾病的重要手段之一，但健康儿童半数以上都可听到心脏杂音，称为无害性杂音。反之，部分先心病如较小的房间隔缺损、心内膜弹力纤维增生症听不到心脏杂音，如不结合其他临床资料，又可长期被漏诊，失去合理治疗的机会。一旦发现孩子有心脏杂音，应及时就医，在医师指导下进行必要的检查，以明确诊断。

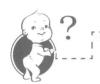

容易喘憋的孩子有可能是
先心病吗？

可能。先心病左心功能差的患儿,会
引起肺间质水肿、支气管黏膜充血、分泌物
增加,使气道阻力增加,当气流通过梗阻的
气道时,就会出现喘憋。

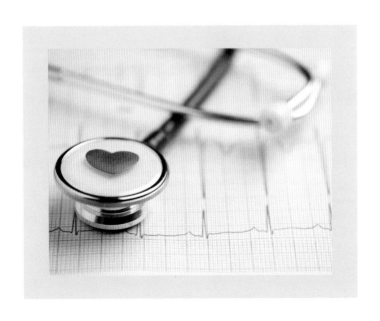

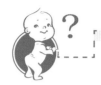

吞咽困难的孩子有可能是
先心病吗?

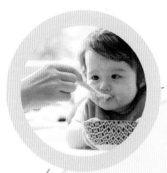

　　一些患有先心病的孩子的心脏往往较正常儿童明显增大,增大的心脏可对位于其后方的食管造成压迫,使得食管狭窄变细,进而引起吞咽困难。另外,有些孩子虽然心脏没有增大,但患有血管环畸形,同样可造成食管的压迫,引起吞咽困难。

孩子出现什么症状时需要警惕
先心病？

在出生后出现皮肤持续青紫；婴儿期在安静状态下出气促，呼吸偏快，口周围发青，面色苍白，特别在哭闹和吃奶时以上症状更加严重，常常吃几口奶就停下来喘气，多汗或呛咳；经常感冒，反复支气管炎或肺炎，而且得了肺炎也不易治愈；哭声细弱，生长发育迟缓，瘦小，体力较差，活动后易感疲劳。部分小儿在生后逐渐出现发绀，家长会发现患儿口唇、手指、脚趾青紫，而且指／趾末端变宽、变厚形似鼓槌；有的在长大开始行走时，常有行走数步后就喜欢蹲下休息，或常取蹲踞位和小朋友交谈的现象；还有部分患儿，因心脏缺损不严重，在婴儿期可无症状，随年龄的增长和体格的发育，因心脏负担加重才逐渐出现症状或在体格检查中发现心脏杂音。当出现上述各种情况时家长应尽早带患儿到医院做相关方面的详细检查确诊，争取尽早治疗。

怀孕期间有什么措施可以避免胎儿患有先心病？

心脏病是遗传和环境因素等复杂关系相互作用的结果,病因尚不十分明确,但为了预防先心病的发生,母亲妊娠期特别是在妊娠早期积极预防风疹、流行性感冒、腮腺炎等病毒感染;尽量别在电脑前、微波炉等磁场强的地方坐太长时间;避免接触或长期暴露于放射线及一些有毒有害物质如油漆、化工厂、垃圾处理厂等环境中;减少接触宠物;避免服用对胎儿发育有影响的药物,如抗癌药、甲苯磺丁脲等;积极治疗原发病,如糖尿病等。注意膳食合理,避免营养缺乏;防止胎儿周围局部的机械性压迫。另外,母亲孕期应戒除不良生活习惯如嗜烟、酗酒等。总之,为避免胎儿患有先心病,就应避免与发病有关的一切因素。

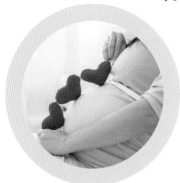

孕期体检有办法可以查出胎儿是否患有先心病吗?

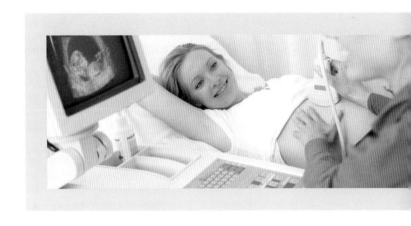

　　孕妇在孕期一般可通过超声筛查的方式来初步排除患儿是否患有先心病,最佳时间为孕期24~30周。但任何检查都有一定的局限性,胎儿超声检查也是如此。比如一些简单的先心病如室间隔缺损、房间隔缺损受胎儿期特殊的血流动力学、仪器设备及胎位等因素的影响,因此有漏诊的可能,但一些严重复杂的先心病比如法洛四联症等,多数都可以在产前通过超声诊断。

什么是漏斗胸？

漏斗胸又称"胸骨凹陷畸形"，为小儿最常见的一种先天性胸壁畸形，因胸壁向下凹陷形似漏斗状故而得名，不但影响美观，且常常会影响患儿的心肺功能，容易引起反复的呼吸道感染甚至肺炎，且常常因此容易对孩子的心理健康造成不良影响。凡是胸骨凹陷明显的患儿，尤其是凹陷畸形呈进行性加重者，均应手术治疗，一般最佳手术年龄为3~6岁，但如果畸形较严重、明显影响心肺功能或者心电图已提示心肌损害的患儿也可选择在3岁以内手术治疗，但小年龄患儿手术治疗后有发生再次凹陷的可能，应慎重。

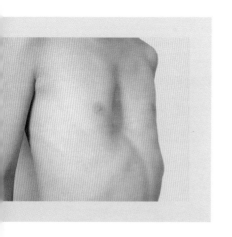

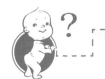

孩子为什么会有漏斗胸?

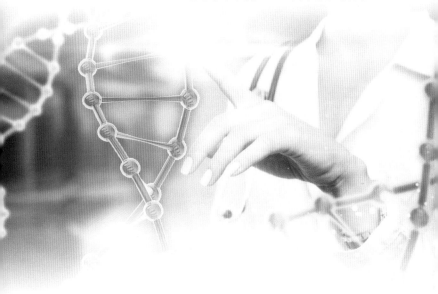

　　漏斗胸的发病原因尚不十分明确,当前有两种主流学说:第一种为子宫内发育障碍学说,该学说认为漏斗胸系孩子在子宫内即胎儿期身体发育不完善导致;第二种学说认为漏斗胸的形成系孩子体内分泌过多的雌二醇导致肋软骨过度生长所致。目前的统计资料显示,20% 的患儿有家族发病史,故普遍认为与先天性遗传有关。

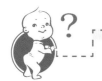

什么是鸡胸？
孩子为什么会有鸡胸？

鸡胸又称"胸骨前凸畸形"，因胸骨向前凸出，邻近胸骨部分的肋软骨向前隆起，形似"鸡胸"而得名。发病原因不明，影响美观，患儿不能俯卧睡眠，症状较轻的患儿可积极做扩胸运动，有望在生长发育过程中有所改善，症状严重的患儿应手术治疗。

鸡胸的病因尚不十分明确，因为有明显的家族发病史，故认为可能与遗传基因有关。

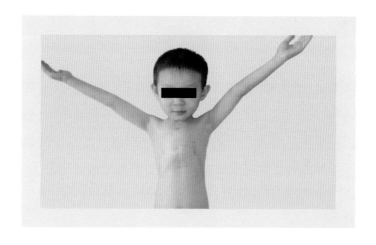

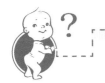

什么是食管闭锁？

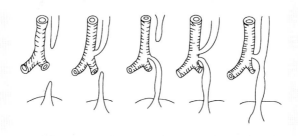

　　食管闭锁是一种严重的先天畸形,文献报告发病率为活产婴儿的 1/3 000~1/1 500,国内资料显示发病率约为 1/4 000,因患儿食管在胚胎时期发育异常导致没有形成正常的具有空心且连贯的管道导致,目前根据解剖结构分为五型,最常见的为第三型,一经诊断均应尽早手术治疗,否则患儿将因不能正常进食而危及生命。

食管闭锁的孩子有哪些表现？

在产前,胎儿因食管闭锁,不能正常吞咽羊水,容易造成母亲宫内羊水过多,产前 B 超检查可检测;胎儿出生后,因无法正常吞咽,可出现喂养后呕吐、呛咳、口鼻溢出分泌物等症状,四肢和口唇可发生间歇性发绀,一旦分泌物咳出,发绀即消失,否则有窒息的危险。而后可能出现吸入性肺炎。

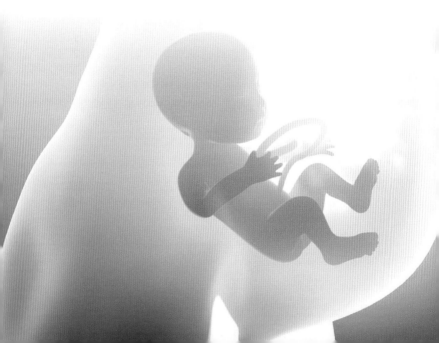

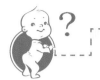

膈疝的孩子有哪些表现?

先天性膈疝分为三类,最常见的为后外侧膈疝(即 Bochdalek 疝)。在新生儿时期,膈疝的患儿可在出生后数小时出现阵发性呼吸困难、发绀,哭闹和吸奶均可加重症状,部分患儿可因合并中肠旋转不良,疝入胸腔的脏器嵌顿而出现呕吐,同时也可出现酸中毒、低氧血症、高碳酸血症等循环系统症状,凡出现类似症状且高度怀疑膈疝可能的,均应及早进行诊治。而在婴幼儿和儿童期的患儿中,因发病较晚,多数孩子的膈肌损伤较小,腹腔脏器疝入胸腔少,因而症状较轻,常表现为上呼吸道感染,有时可无症状,引起呼吸窘迫者少见;部分孩子表现为反复恶心、呕吐、咳嗽、发热等症状,少数患儿表现为因体位改变而引起的呼吸急促,多次检查后作出诊断。

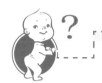

膈膨升的孩子有哪些表现？

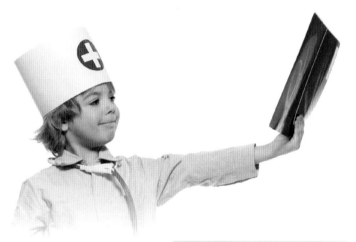

膈膨升分为先天性和后天性。先天性为膈肌发育不全导致，而后天性多由产伤或者手术损伤膈神经导致。先天性膈膨升因膨升程度不同，症状出

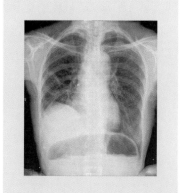

现早晚也不同,有些
无症状。有症状的患
儿多数在新生儿期和
婴幼儿期表现为呼吸
困难和反复呼吸道感
染症状,患儿哭闹或
进食后常出现发绀,
当发生胃扭转或肠旋
转不良时,可出现反

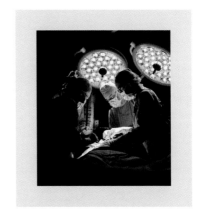

复呕吐。胸部 X 线检查可见患侧膈肌抬高,程度不一。
患儿如出现反复呼吸系统感染或者膈肌运动反常,应手
术治疗。后天性膈膨升因膈神经受损,轻度可无明显症
状,严重者可出现呼吸急促、发绀等呼吸窘迫症状,多可
经保守治疗或手术治疗后好转。

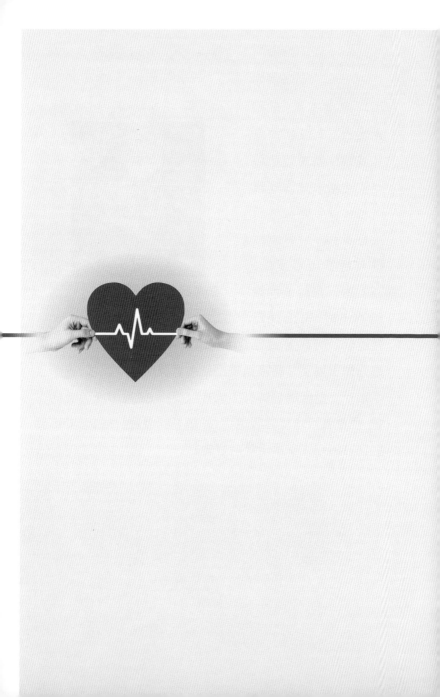

PART 2

门诊健康教育指导

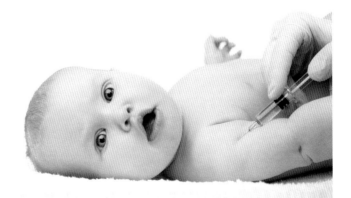

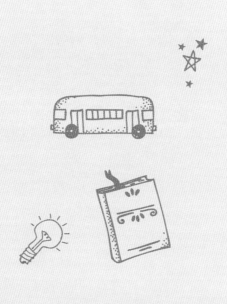

父母都没有先心病
孩子为什么有先心病?

遗传学研究认为,多数的先心病是由多个基因与环境因素相互作用所形成。有些患儿父母都没有心脏病,可能是因父母生殖细胞、染色体畸变所引起的,有的可能是在妊娠发育的过程中胎儿受压缺氧,母体营养不良,母亲妊娠早期患有病毒或细菌感染,接触过放射线或细胞毒性药物以及父母存在不良生活习惯如嗜烟、酗酒等,这些因素均可能导致胎儿发生先心病。所以说父母没有心脏病,孩子也有可能患有先心病。

先心病患者的后代是否一定会患有先心病?

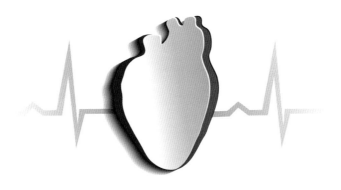

所有患有先心病的人在自己做父母时,都希望生育一个健康的孩子,最好的办法就是在婚前去医院进行婚前检查及遗传咨询。因为先心病是一种多基因遗传病,目前公认,先心病可由环境因素和遗传因素或两者共同作用而引起,尤以后者为重要,约 90% 的先心病是由遗传因素加环境因素相互作用而共同造成的。所以,要想全面了解先心病对结婚及生育的影响,可以到指定的婚前检查单位,也可以到心脏病专科去做检查,如做心脏彩色超声,根据自己心脏病的类型,听一听医师的建议,进行遗传咨询。

患先心病的孩子
为什么长得比别的孩子小?

　　患有先心病的孩子心脏里存在着"异常通道",使得进入身体各个脏器的血液较正常儿童减少,从而影响全身器官获得充足的"养料",导致生长发育受限。另外,对于发绀型先心病患儿,血液携氧能力不足,导致全身缺氧,生长发育也会受到影响。

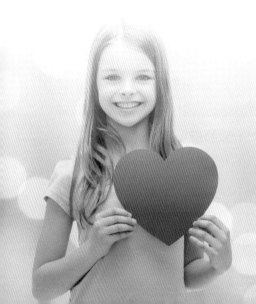

为什么先心病的孩子
容易反复感冒甚至发生肺炎呢?

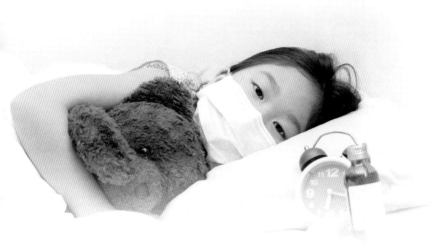

　　心脏和肺虽然是两个器官,但是关系非常密切。正常的心脏间隔是完整的,但是如果间隔有了缺损,血液就会通过缺损部位大量分流到肺里面去,使得肺处于一个肺血增多的状态。肺部血液因增多而致循环不畅,就特别适合于各种病原体(细菌、病毒)的滋生,同时先心病的孩子因为体质较正常孩子差,所以孩子容易患感冒甚至肺炎,而且病情容易反复。

先心病的孩子怎样进行预防接种？

　　先心病患儿，如小型室间隔缺损、房间隔缺损、动脉导管未闭等患儿，如果没有出现心功能改变，预防接种不会对先心病患儿产生严重影响。这些小孩因为心脏有缺陷，所以比健康儿童更易感染疾病（如肺炎），而且一旦感染疾病也较难治愈，因此更应该预防接种。只有那些发绀型先心病（如法洛四联症或其他复杂畸形），或已经出现心功能障碍的先心病患儿，才不能打预防针。此外，合并有慢性心脏病、肾脏病、肝病、脑病、过敏性体质以及正在生病的孩子也不宜接种各类疫苗。对于已经进行了先心病根治手术的患儿，需要等心功能完全恢复后（约 6 个月）才能进行预防接种。如果不接受预防接种，感染了疾病，对心脏的影响会更严重的。所以该接种的时候还是要接种，特别是国家计划内的免疫接种。接种时要主动向医师、护士说明孩子的情况，他们会综合考虑决定是否接种，并告诉您孩子接种后的注意事项。

先心病的孩子饮食上需要注意什么？

先心病患儿由于肠道调节功能相对较差,饮食要富于营养,易于消化,应有足够的蛋白质及热量,以满足小儿生长和机体代谢的需要。由于饭后肠道血流量增多会加重心脏负担,所以,心脏病患儿宜少食多餐,切忌暴饮暴食,餐后要注意休息。平时饮食也应适当控制食盐的摄入。6个月以内的患儿宜母乳喂养;人工喂养的患儿主食应是牛奶或奶粉,可适当加食糖和奶糕。6个月以上的婴儿,除主食牛奶或奶粉外,要加辅食如米粥、菜泥、果泥、鱼糜、肉糜等;1岁以上的患儿可适当多食蔬菜、瓜果,因其中含有丰富的钾、镁及维生素,对心脏有好处,可防止便秘。但避免吃易在肠内产气的食物,如山芋、土豆、萝卜、蚕豆等;有心力衰竭症状的患儿,给予低盐、少渣、半流质饮食。另外,如灌装饮料、冷饮、巧克力等都不适宜多吃。

先心病的孩子是不是需要
限制活动量?

好玩爱动是每一个小孩的天性,但由于家长和老师的担忧以及对先心病知识的不了解,大多数先心病患儿在参加体育锻炼方面受到限制,其实这种做法是不科学的。一定量的运动锻炼对心脏功能是有益的。无症状的非青紫型先心病患儿可以照常上体育课,无需限制娱乐活动和竞赛性运动。较为适宜的运动项目有跑步、跳绳或跳橡皮筋、踢毽子、打乒乓球、练体操等,但仍不宜参加剧烈运动如篮球、足球、游泳等,避免过度疲劳。青紫型先心病和严重心脏病患儿平时应限制运动量,只能选择不甚剧烈的运动,胜任日常生活就行,尽量避免加重心脏负担。先心病患儿在运动过程中若出现明显胸闷、头晕、面色苍白、呼吸困难和血压下降等症状需要立即停止运动,尽早就医。

先心病的孩子得了感冒怎么办？

先心病患儿抵抗力比一般小孩弱。感冒时,如果仅有流涕及轻咳等症状,且平时生长发育正常,体质较好,可继续观察,多喝水,保持室内空气新鲜流动,注意休息,喂养易消化食物,避免出入公共场合,必要时,以口罩罩住患儿的口鼻;如果体质较差,出现持续发热、咳嗽较重、精神差等症状可去医院就诊,根据医师的指导用药及住院治疗。

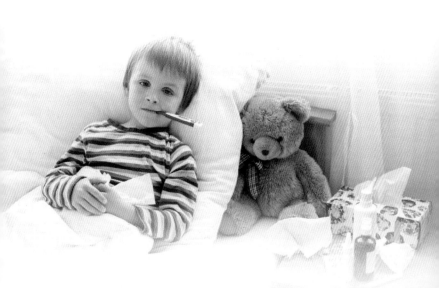

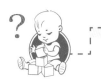

先心病的孩子患有其他疾病时的治疗需要注意什么?

当先心病患儿合并上呼吸道感染时,如症状较轻,可多喝水,保持室内空气流通,继续观察病情变化,如有发热,可口服抗感冒中成药,并观察患儿精神状态及饮食情况。如出现咳嗽明显、精神较差等,注意是否出现肺炎或心力衰竭。出现肺部感染时,在抗感染的同时应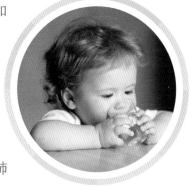保持呼吸道通畅、吸氧,少量多次给患儿饮水,多给患儿拍背促进痰液排出,避免患儿哭闹;如出现心力衰竭或心律失常等并发症时,还应同时给予正性肌力药物、利尿剂、降低肺动脉压药物或抗心律失常药,必要时予射频消融治疗或安装起搏器。另外,输液时输液速度不宜过快,否则会加重患儿心脏负担。

确诊先心病需要做什么检查？

如怀疑小儿患了先心病,就要到医院进行检查。医师的查体,即医师用手或听诊器检查患者是十分重要的第一步检查,不可忽视。听到心脏杂音或发现患者青紫是考虑心脏疾病的两个最重要体征。对怀疑有先心病的患者,一般检查心电图、胸部 X 线片及超声心动图就能诊断。对一些疑难病例,还需行心导管检查。由于目前影像学发展较快,许多患者可以通过 CT 或 MRI 配合检查来确诊疑难先心病。

经过以上检查基本上可以确诊绝大多数先心病。但对于心脏以外的大血管病变则不易发现。如静脉系统异常或异位连接,动脉狭窄或缩窄,则需要测量四肢血压,非常简单易行的常规股动脉触摸可提示主动脉缩窄的诊断,经过注入造影剂的 CT 或显示血管的 MRI 检查则会很好地明确这类疾病。

生后第一次查体发现心脏杂音，超声提示肺动脉血流速度快，下一步该怎么办？

杂音的产生可能是肺动脉的血流振动加强，这种振动产生的杂音音调高而柔和，但不太响亮，一般不超过Ⅱ级，不传导，常常在左胸的心尖部或胸骨左缘第二肋间听到。一般在孩子发热、哭闹、剧烈运动时较明显，而在热退之后、安静时就减弱，这种心脏杂音不是先心病的征象。如果杂音响亮、粗糙，又向某一方向传导，则可能为病理性杂音，是先心病的征象。因此下一步需门诊随访心脏彩超，排除先心病。

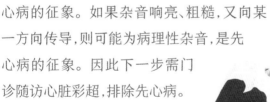

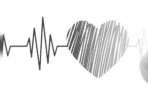

卵圆孔未闭是先心病吗？

卵圆孔是胎儿发育必需的一个生命通道,来自母亲的脐静脉血经此通道进入胎儿的左侧心腔,然后分布到全身,以此提供胎儿发育所需的氧气和营养物质。孩子出生时,随着第一声啼哭,左心房压力升高,卵圆窝瓣被压在卵圆窝边缘上形成功能性闭合,而解剖上的完全闭合一般要到出生后5~7个月。因此在1岁以内有可能保持开放,可能会有少量分流,1岁以上多数会闭合,因此婴儿时期的卵圆孔未闭属正常生理现象,不是先心病。但有5%~10%的人卵圆孔终生保持开放而不闭合,虽对心脏的血流动力学并无影响,但可能会有其他相关问题,需引起注意。

房间隔缺损和卵圆孔未闭一样吗?

不一样。胎儿的血液循环需要借助卵圆孔,使一部分血液从右心房流到左心房。胎儿出生后,随着脐血管的断开,新生儿自身肺循环建立,左心房压力高于右心房,右心房的血液不再流入左心房,卵圆孔从功能上就闭合了。婴儿出生后左心房压力大于右心房,使卵圆孔的瓣膜紧贴继发房间隔从而封闭卵圆孔。一般在出生后第 8 个月或更长时间断绝左右心房间的血流。但有 20%~25% 的正常人,卵圆孔瓣膜和房间隔并不融合,遗留有小的潜伏裂隙称为卵圆孔未闭。一般不引起两房间的分流,无重要的血流动力学意义。房间隔缺损系胚胎发育过程中,原始房间隔吸收过多,或继发性房间隔发育障碍,导致左右心房间隔存在通道所致。不同的缺损大小,影响心房水平左向右分流的程度甚至右向左分流,造成血流动力学的改变,如缺损不能自行闭合,应行手术治疗。

卵圆孔未闭需要手术吗？

　　卵圆孔未闭一般不需要做手术。但是，近年对是否治疗有争议。如果房间隔中央的缺损较大，分流量大，则称为中央型房间隔缺损，需要手术修补。手术时机应争取选在幼儿 2~4 岁时。

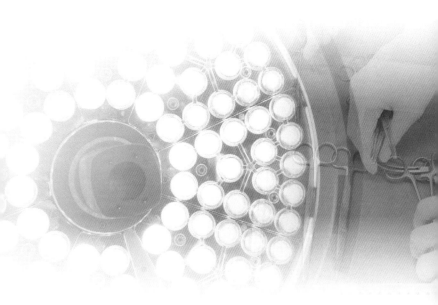

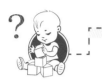

卵圆孔未闭如果不手术将来会有什么风险？

　　长期以来，人们认为卵圆孔未闭一般不引起两房间的分流，对心脏的血流动力学并无影响，因而认为"无关紧要"。近年来研究发现卵圆孔未闭与不明原因的脑栓塞、减压病、偏头痛等的发病有关，闭合卵圆孔可能有益于上述患者，并发现未闭卵圆孔的大小、左右心房间的压力梯度、下腔静脉血流的方向等几个因素直接与卵圆孔的临床意义相关。

先心病不手术行吗？
手术风险大吗？

卵圆孔未闭或者小于 5mm 的小房间隔缺损，可暂不手术，定期随诊；小的室间隔缺损，一般仅 2~3mm，20% 有自愈可能，亦可暂不手术，定期随诊。但随着手术安全性的提高，目前手术指征有放宽的趋势。

先心病的手术治疗可能存在麻醉意外、体外循环意外（包括气栓、血栓、心搏骤停等）、药物过敏、凝血机制障碍、心脏填塞、难以纠正的水、电解质及代谢等内环境紊乱，声嘶、呛咳、乳糜胸、残留分流、瓣膜反流、严重心律失常等并发症。尽管这些手术并发症的发生概率很小，但只要有可能发生，手术医师就会在术前向患儿家长交代。

是不是孩子越大手术风险越小?

随着现代医学技术的发展,心脏病的手术时间不能以年龄的大小而定,应根据患者的具体病情而定,尤其是一些复杂的先心病,对这些患儿来说生命和治疗时机是以"小时"计算,如完全性肺静脉异位引流,没有房间隔缺损者出生后就必须手术,否则孩子会突然发生夭折,或丧失矫治手术的机会。除了完全性大动脉转位等复杂的先心病,有些患儿的生命以"月"计算,如患有大的室间隔缺损,如果不及时做手术,会因为反复心力衰竭、肺部感染,影响孩子的发育,还会发生严重肺动脉高压,而失去手术机会。另外,如法洛四联症的患儿,严重缺氧会影响孩子的重要脏器功能,甚至一次严重的缺氧发作,就可能会危及患儿生命。此外,有些疾病对患儿的影响则以"年"计算,如直径 0.5cm 以下的室间隔缺损、房间隔缺损等,对患儿的生长和发育影响小,可以暂不予手术治疗,但必须定期观察、听从专业医师的建议,根据患儿的生长发育情况、疾病情况择期手术治疗。

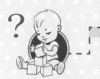

先心病什么时候手术合适?

先心病尽早手术可减轻心脏及其他重要脏器如脑、肺、肾的继发性损害。研究表明婴幼儿先心病手术死亡与年龄、体重和畸形的复杂程度有很大关系。应严格遵守手术适应证和手术时机。对危重先心病致患儿低氧血症,酸碱失衡进行性恶化,或反复呼吸道感染、心力衰竭、内科治疗难以见效者应早期行急诊或亚急诊手术。婴幼儿年龄小、体重轻、耐受手术创伤能力差,许多脏器功能尚处于未成熟的状态,体外循环术后出现低心排出量综合征、呼吸衰竭是较常见的并发症。术前尽可能调整患儿心肺功能到最佳状态,可提高手术成功率。手术适应证随着手术及围手术期监护技术的提高而逐渐增宽。

患儿体重长到多少
可以进行先心病手术?

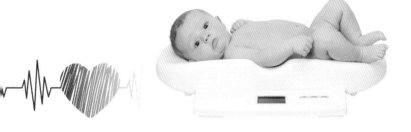

　　低龄低体重先心病患儿在治疗上不是成人和儿童的简单缩影,而是具有非常强的专业特点。低龄低体重先心病患儿由于其解剖和病理生理特点,对麻醉技术、手术操作技巧要求都较高,同时增加了围手术期治疗、护理的难度。小儿心肌发育不成熟,心脏小,心肌脆弱,同时心底部大血管直径也小,这使得术中建立体外循环及心腔内操作极为困难。目前先心病手术完全是按病情需要,而无需考虑年龄体重的因素。但一般体重在5kg 以下的患儿需在严格监护及多系统联合支持下方可进行手术。

先心病患儿夏天能做手术吗？

手术不分季节，什么时候做都可以，不过会根据病情选择最佳的手术时间。大多数择期手术，不太愿意夏天做，这是因为夏天比较潮热，伤口感染的概率也比较大。但是，随着生活条件及卫生条件的提高，夏天手术基本上与其他季节手术没太大差别。并且，夏天组织新陈代谢比较快，有时伤口愈合会更快。具体什么时候手术，还是应该咨询医师。

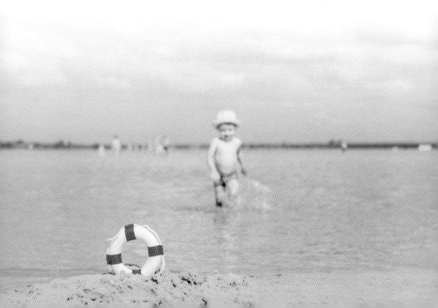

动脉导管未闭
可以不手术治疗吗?

　　可以。对早产儿因动脉导管未闭引起呼吸困难者,可先采用促导管闭合药物治疗,如效果不佳,可主张手术治疗。家长应在医师指导下选择合适的治疗方案。

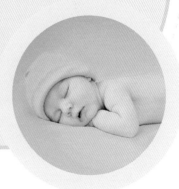

肺动脉狭窄一定需要手术吗？

对于轻度肺动脉狭窄患者，临床上无症状，可正常生长发育并适应正常的生活，可不需手术治疗，定期门诊随访，观察肺动脉狭窄病情变化；中度肺动脉狭窄的患者，如果出现活动后心悸气急状态，如不采取手术治疗，随着年龄的增长必然会导致右心室负荷过重而出现右心衰竭症状，从而丧失生活和劳动能力；重度肺动脉狭窄患者常在幼儿期出现明显症状，需尽早手术，如不及时治疗常会在幼儿期死亡。

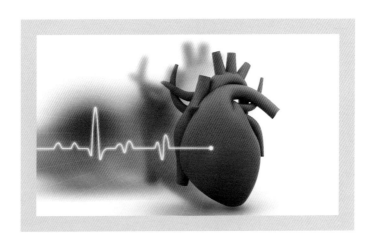

房间隔缺损有可能自愈吗？

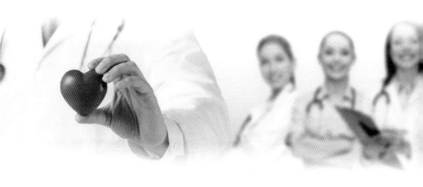

房间隔继发孔缺损的自愈率整体上为 87%。在出生后 3 个月以前诊断的缺损 <3mm 的房间隔缺损,在 1 岁以内可接近 100% 自愈;缺损在 3~8mm 的房间隔缺损在 1.5 岁内有不少可自愈;缺损在 8mm 以上者很少有自愈者。数据显示绝大多数继发孔型房间隔缺损自然闭合发生于 2 岁前,因此大多数心脏病医院将房间隔缺损患者手术时间定在 2 岁左右。如果症状明显,发生充血性心力衰竭患儿的手术时间不受年龄限制,以尽早手术治疗为佳。

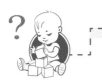

多大的室间隔缺损算大缺损？室间隔缺损有自愈的可能吗？

室间隔缺损的直径超过主动脉根部半径或等于主动脉直径，肺循环与体循环血流量之比大于 3：1，即为大缺损。

一般来说，膜周型（直径 <5mm）室间隔缺损、肌部型（直径 <5mm）室间隔缺损有很大的可能性能自愈。室间隔缺损自愈的一般规律是，小缺损闭合率高，大缺损闭合率低；肌部、膜周部缺损闭合率高，圆锥部缺损不能自行闭合；2 岁以内闭合率高，2 岁以上闭合率低；合并肺动脉高压者很难自行闭合。

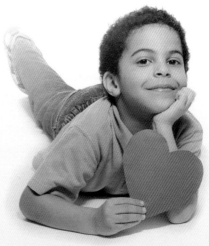

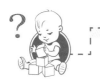

为什么室间隔缺损的孩子有些要尽早手术?

室间隔缺损的孩子有些要尽早手术,有些可以等待最佳手术时机。这是因为对于直径在 1~5mm 的室间隔缺损有自愈的可能,因此可暂不行手术,由医师随访观察;如果缺损不能自行闭合,最好应在 3~5 岁前手术闭合室间隔缺损。对于婴儿时期巨大的室间隔缺损(直径在 7mm 以上者),由于大量的左向右分流使肺动脉严重充血,再加上肺组织本身稚嫩且未发育成熟,很容易出现上呼吸道感染甚至肺炎。因此,要注意保暖,避免受凉,预防感冒。一般情况下可以在出生 6 个月以内时行手术治疗,最好不超过 1 岁。对于反复发生肺炎、心力衰竭、发育迟缓,病情严重危及生命者可于新生儿期行手术治疗。对于较大的儿童只要室间隔缺损是左向右分流的,没有右向左分流及发绀,均应于诊断明确后及时手术,以免病情加重。

暂时不需手术的室间隔缺损，家长要做些什么？

暂时不需要手术的室间隔缺损，有自愈的可能。家长应定期复查(3~6个月)以便随时了解室间隔缺损的情况，日常需要注意预防感冒，防寒保暖，避免剧烈运动，以免加重病情。如2岁以后仍不能自愈，便需要进行室间隔缺损矫治术治疗。

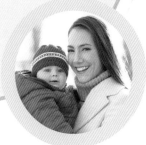

什么是法洛四联症？
法洛四联症的孩子在家庭护理中
需要注意哪些问题？

法洛四联症是一种常见的紫绀型先心病，顾名思义，包括四种基本病理类型：室间隔缺损、右室流出道狭窄、主动脉骑跨和右心室肥厚。法洛四联症在儿童紫绀型心脏畸形中居首位。法洛四联症患儿的预后主要取决于肺动脉狭窄程度及侧支循环情况。一般法洛四联症的孩子体质会比其他孩子体质差一些，在日常生活中要预防感冒、注重营养等，避免体温太高及大量出汗，如果孩子的发绀比较严重，应给孩子多喝水，可以让血液稀释一下。小婴儿吃奶时会比较费力，肠道功能也较弱，可以少量多餐。如果孩子比较大了，食物也应是富于营养、易消化。避免孩子哭闹及剧烈活动，因为哭闹和剧烈活动随时可能会加重缺氧发作。一旦出现缺氧症状一定要尽快带孩子到正规医院接受检查和治疗，以免延误。

漏斗胸对孩子有哪些影响?
一定要手术治疗吗?

漏斗胸对孩子一是产生心理上的影响,患儿往往感到自卑,不愿与人交流,性格上变得孤僻;二是对生理的影响,取决于对心肺的压迫程度。

不一定需要手术治疗。少部分漏斗胸患儿如果症状轻微,可以先观察,看有没有发展得更严重。如果已经影响到美观,则可以做手术解决。而对中、重度患儿已经引起心肺的压迫症状则提倡用手术解决。

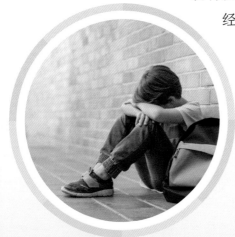

鸡胸对孩子的影响有哪些？
一定要手术治疗吗？

鸡胸除影响身体的美观外,严重的鸡胸由于两侧向内凹陷的肋骨压迫心脏和肺,对循环和呼吸功能有一定的影响,患儿易出现疲劳和反复呼吸道感染。

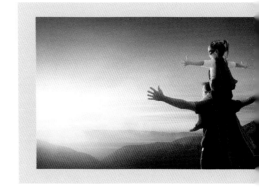

随着患儿年龄的增长,很多患儿还会产生自卑的心理。

一般轻度的胸廓畸形对患儿的生理功能影响不大,主要应采取防范措施,以防止其连续进展。另外,加强体格锻炼,如扩胸运动、俯卧撑、抬头等运动,也可加速畸形的矫正。如果患儿胸部外凸十分明显,表明病情已经十分严重,胸廓畸形较严重,应给予外科手术治疗。

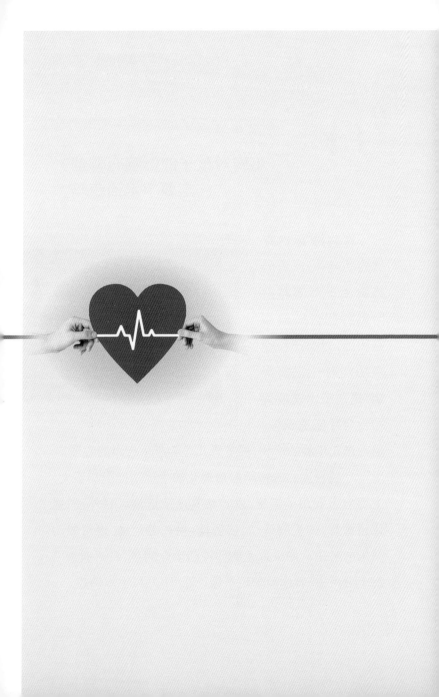

PART 3

住院患儿健康教育指导

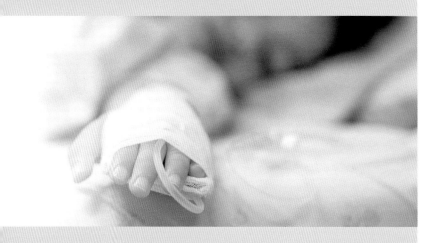

查体时为什么
四肢的血压都要测量？

测量四肢的血压主要是用于及时发现主动脉缩窄。有主动脉缩窄的患者下肢血压和血氧会低于上肢。如果主动脉缩窄的位置在降主动脉，会使供应下肢的血液减少，下肢血压低于上肢。如果缩窄的部位位于左锁骨下动脉的附近，还会导致左上肢的血压明显低于右上肢。所以，先心病患儿需测四肢血压。

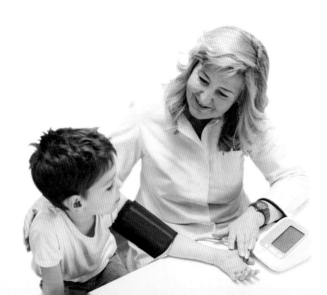

手术之前需要注意什么？

在手术之前我们要注意：

✿ 防止患儿发热、感冒，注意体温变化，按气温改变及时加减衣服，注意保护性隔离，以免交叉感染。

✿ 注意安全，防止坠床、烫伤等意外的发生而影响手术。做好患儿的心理护理，消除其对手术的恐惧感，保证手术前晚充足的睡眠。

✿ 注意营养搭配，供给充足能量、蛋白质和维生素，保证营养需要，增强体质，以提高对手术的耐受。对喂养困难的小儿要耐心，可少量多餐，避免呛咳和呼吸困难。年长儿可鼓励集体进餐，以提高食欲。心功能不全时应根据病情，采用无盐饮食或低盐饮食。

✿ 注意防止一些重症患儿因活动、哭闹、便秘引起缺氧发作，缺氧发作时应将小儿置于膝胸卧位，给予吸氧，并及时就医。

有肺炎时能手术吗?

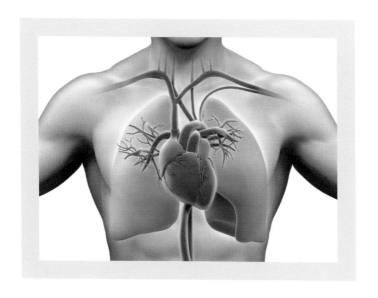

很多家长都认为有肺炎的孩子是不可以手术的,其实对于先心病而言,并非如此。先心病特别是肺血多者,易于患肺炎,患上肺炎后又容易引起心力衰竭,因此对于那些肺炎迁延反复发作的患儿,根据经验及药敏使用抗生素后仍无明显好转的,应早期手术,避免心力衰竭而失去手术时机。

手术一定要开刀吗?

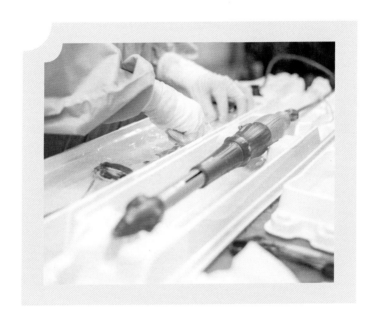

不一定。当一个小儿被发现患有先心病后,接下来需要面对的就是怎样治疗的问题。目前可以选择的治疗方法包括:外科手术治疗、内科介入治疗、镶嵌治疗。任何一种治疗方法都有各自的适应证,都有优点,也自然有其局限性。

什么样的先心病可以
通过介入的方法治疗?

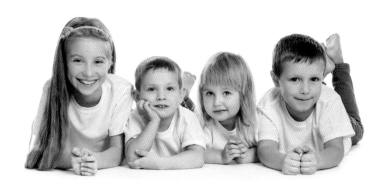

先心病介入治疗有其非常严格的适应证,不是任何先心病患者都可以进行介入治疗的。目前,肺动脉瓣狭窄的球囊扩张术及动脉导管未闭封堵术已逐渐取代了既往的开胸手术治疗;对于房间隔缺损,介入治疗目前主要适应于直径 3~6mm 以下的继发孔房间隔缺损;室间隔缺损介入治疗则适用于除干下型以外的各类室间隔小缺损患者。

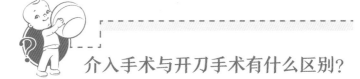

介入手术与开刀手术有什么区别?

外科开胸修补术直接开胸,体外循环下心脏直视修补术。介入治疗是通过穿刺股动脉或股静脉,插入特制的导管,将特制的封堵器由外周血管送入达到所需要治疗的病变部位,将封堵器释放并固定在病变部位,以达到治愈的目的。

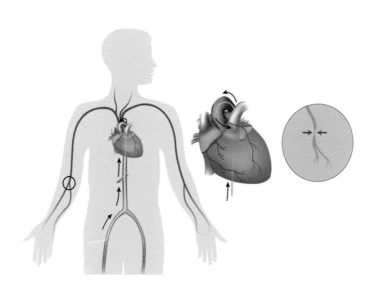

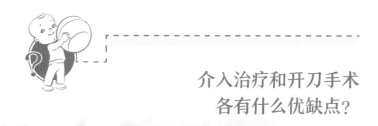

介入治疗和开刀手术
各有什么优缺点？

外科开胸修补术优点是几乎可以用于任何"可治疗的先心病"，适用范围极广。但其缺点是手术创伤大，其次是手术后在胸前留下永久瘢痕，可能使患儿心理上受到影响，不利于患儿的全面健康成长。

介入治疗的优点是不需要开胸，不留刀痕而不影响美观，住院时间短。缺点是适用范围较窄，失败后仍需行外科开胸手术，存在 X 线带来的潜在致癌致畸风险。

介入手术后封堵器会脱落吗?

封堵器脱落是先心病封堵术的严重并发症之一,脱落的封堵器可栓塞重要器官造成严重的后果。封堵器脱落大多与技术操作有关,在先心病封堵技术成熟的心脏中心,发生率一般控制在1%以下。其中房间隔缺损(ASD)封堵器脱落最为常见,其次为室间隔缺损(VSD)封堵器,动脉导管未闭(PDA)封堵器脱落较为少见。封堵器脱落的处理原则是"及时发现、及时处理"。术中超声及透视监测,术后心电监测,术后24小时复查超声、胸片、心电图等是及时发现的重要保障,一旦明确封堵器脱落,有两种措施可以选用:介入取出或手术取出。

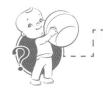

介入治疗有什么并发症?

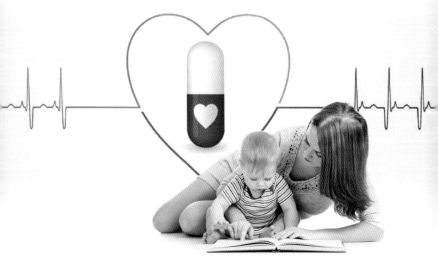

　　先心病介入治疗的主要并发症包括:心脏填塞、封堵器脱落、严重房室传导阻滞、瓣膜损伤、主动脉 - 心房瘘、溶血、股动 - 静脉瘘或假性动脉瘤、冠状动脉空气栓塞、股动脉栓塞甚至死亡。先心病介入治疗的其他并发症包括:传导阻滞伴左室增大、肺动脉夹层、封堵器移位、球囊破裂、导管打折 / 断裂、头痛、镍钛合金过敏、主动脉 / 肺动脉狭窄、其他心律失常。

介入治疗后还能做 MRI 检查吗？

MRI 成像是利用核磁共振原理，通过外加梯度磁场检测所发射出的电磁波，据此绘制成物体内部

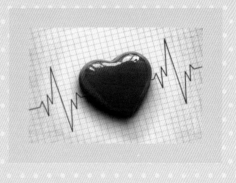

的结构图像，在医疗中得到了广泛应用。但由于强磁场的原因，MRI 对诸如体内有磁金属或起搏器的特殊患者不能使用。近年来，随着科技的进步与发展，有许多外科内固定物，开始用钛合金或钛金属制成。由于钛金属不受磁场的吸引，在磁场中不会移动（MRI 有移动器械的风险）。因此体内有钛金属内固定物的患者，进行 MRI 检查时是安全的，而且钛金属也不会对 MRI 的图像产生干扰。在通常情况下，先心病介入治疗的封堵器选用的是镍钛合金伞闭器。镍钛合金属于非铁磁性物质，患者可在置入手术后立即接受 MRI 检查。

开胸手术用什么材料固定胸骨？
固定胸骨的钢丝需要取出来吗？

　　开胸手术需要纵劈患儿胸骨，15kg 以下的患儿通常选用可吸收缝线于术后固定胸骨，术后 6 个月左右，缝线将被患儿自行吸收。15kg 以上患儿使用钢丝固定胸骨。

　　先心术后固定用钢丝通常不会对患儿生长发育与生存质量产生影响，如患儿家长要求，可于术后 1~3 年待胸骨愈合完全以后行手术取出。

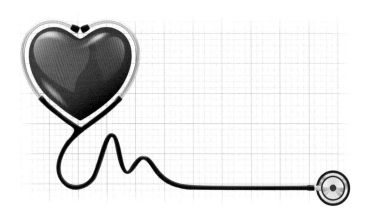

什么是体外循环？
所有的先心病都需要在
体外循环下进行吗？

体外循环是利用一系列特殊人工装置将回心静脉血引流到体外，经人工方法进行气体交

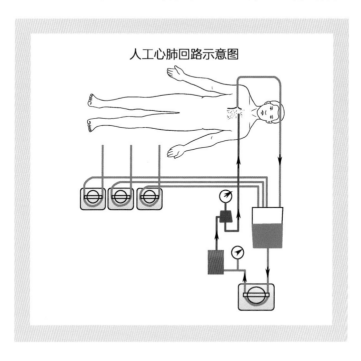

人工心肺回路示意图

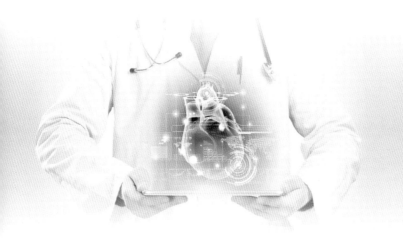

换,调节温度和过滤后,输回体内动脉系统的生命支持技术。在体外循环过程中,由于人工装置取代了人体功能,因此也称心肺转流,体外循环机也称为人工心肺机。进行体外循环的目的是在实施心中直视手术时,维持全身组织器官的血液供应。具体来说,体外循环装置(人工心肺机)由人工心(血泵)、人工肺(氧合器)、变温器、管道、滤器、操纵台及电子仪器等部分组成。

　　并不是所有的先心病手术都需要在体外循环下进行。只有需要实施心内直视手术、心肺功能衰竭患者才需使用体外循环技术。

先心病手术需要麻醉吗？
全身麻醉对孩子有哪些影响？

麻醉的含义是用药物或其他方法使患者整体或局部暂时失去感觉，以达到无痛的目的进行手术治疗。所有的先心病手术均需在麻醉下进行。

全身麻醉(简称全麻)可以让患者在一定时间内意识和感觉完全消失，在接受手术治疗时毫无痛苦。当手术结束时，麻醉药也就停用了。麻醉机可以严密监测脑、心、肾等重要脏器的血液供应情况，如果发现丝毫差异，麻醉医师都会及时纠正。此外，麻醉是一个可逆的过程，随着麻醉药物的停用，麻醉药物会逐渐代谢消失，孩子会慢慢醒来。术后一周内，患者可能会出现不同程度的失眠和短时间的记忆障碍。这并不意味着孩子的智力发育已经受到影响。我国每年有成千上万的儿童因需要手术治疗而接受全麻，并无资料显示全麻对患儿智力会产生不良影响。当然，如果麻醉中发生了严重的脑缺氧和脑损害，的确会造成智力障碍甚至成为植物人。所幸的是，这样的麻醉意外发生率极低。

随着孩子长大，
手术缝的补片能跟着长大吗？
会脱落吗？

先心病手术中采用的补片多为经过处理的自体心包片、涤纶片或 Goretex 片，不论采用何种补片，均不具备生长能力。因此，手术缝的补片不会随着心脏的生长而长。

尽管心脏补片是异物，但很少出现明显的血液破坏或血栓栓塞现象，术后经过一段时间，自体细胞会覆盖在涤纶片上，与周围组织形成一体，因而不易脱落。

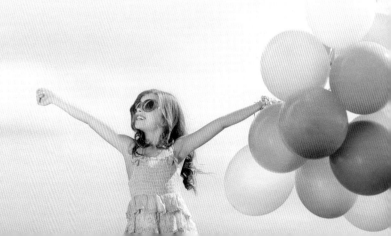

什么样的先心病需要急诊手术?

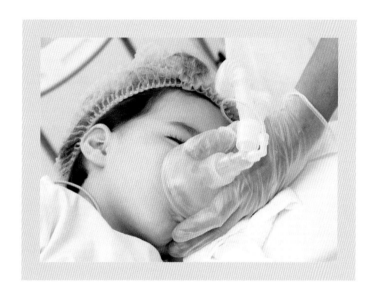

　　危重先心病患儿常伴有严重低氧血症、酸碱失衡,并进行性恶化,或并发反复呼吸道感染、呼吸衰竭、心力衰竭,内科治疗难以见效。在经必要的调整治疗后则应予以急诊手术挽救生命。常见病种为:完全性大动脉转位、完全性肺静脉异位引流、室间隔完整型肺动脉闭锁等。

什么样的先心病需要分期手术?

　　先心病的发展趋势是尽可能早地做手术,尽早改善全身状况,最大限度地保证患者生活质量。而分期手术或姑息手术是指在目前病情下,尚不能进行根治而采取的手术或治疗,尽可能缓解和控制病情,为下一步的根治创造有利条件。

　　对于肺动脉发育极差的法洛四联症和肺动脉闭锁以及三尖瓣闭锁伴肺动脉狭小者等可一期采用体肺分流手术,二期再根据肺动脉发育情况施行解剖根治手术。而对于功能型单心室患者,可一期将上半身静脉血(等于1/3体静脉血)即上腔静脉连接到肺动脉上,使其氧合作用,不再流入右心房,"自右向左"的分流量相应减低,因而减轻右心室的负担约35%~45%,待患儿对此耐受后,二期行完全腔静脉肺动脉吻合术,即将剩余的下腔静脉也直接连到肺动脉上实现完全的生理性矫治。

如果单心室的患儿年龄小于 3 个月且肺动脉狭窄,患儿青紫较重,需先行体肺分流术改善患儿的氧饱和度,二期再行生理性矫治术。对伴有大量左向右分流的先心病婴儿,可行肺动脉环缩术来操控充血性心力衰竭及防止或中止肺血管阻塞性疾病的进一步发展。功能性单心室伴肺动脉高压者,也可采用肺动脉环缩,以限制肺血管阻力上升,以等待下一步手术时机。对于大动脉转位的患儿,若左室功能出现退化,也可先行肺动脉环缩术,进行心室功能锻炼,以待二期做大动脉调转术。

完全性大动脉转位的
最佳手术时间是什么？

对室间隔完整的大动脉转位，一般建议最好在出生后 2 周内就要施行大动脉调转手术。对室间隔有缺损的大动脉转位，一般建议手术年龄最好不要超过 3 个月，大于 6 个月就可能出现肺血管阻塞性疾病了。对完全性大动脉转位合并肺动脉狭窄者，目前建议在 2 岁左右手术。

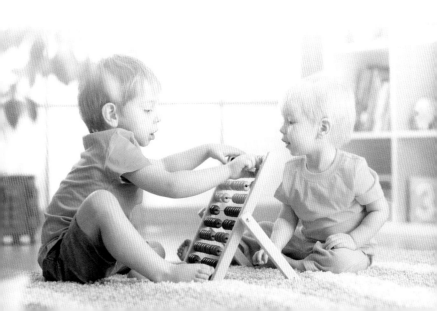

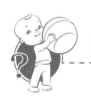

发绀的先心病患儿需要吸氧吗?

通常医师会根据具体情况给患儿不同程度地吸氧。复杂先心病吸氧时要注意低流量吸氧(2~3L/min,1天3次,1次1小时)和持续的雾化吸氧(造影术后患者持续吸氧4~6小时)。

以下情况不适合于吸氧:

🌼 导管依赖型先心病,也就是体循环或者肺循环依赖动脉导管灌注的先心病。

🌼 体循环依赖动脉导管的疾病,如左心发育不良综合征(HLHS),主动脉弓中断(IAA),Taussig-Bing畸形合并主动脉缩窄或主动脉弓中断等。

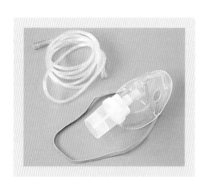

🌼 肺循环依赖导管的疾病:三尖瓣闭锁(TA)、肺动脉闭锁(PA)、重度肺动脉狭窄等。

🌼 还有一类先心病,即室间隔完整的大血管错位同样不适于吸氧。

什么样的先心病患儿术前需要强心、利尿?

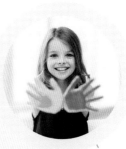

　　术前出现心功能不全的先心病患儿需强心、利尿来改善心功能。心功能不全的表现主要有心率增快、气促乏力、呼吸困难、肝脏肿大及尿少水肿等。当宝宝出现以上表现时应该及时就诊,在医师的指导下进行喂养及治疗。

法洛四联症术前需要注意什么？

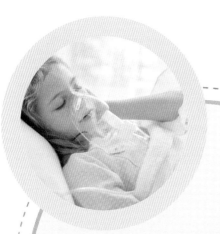

　　法洛四联症患儿术前特别需要注意的是预防因活动、哭闹、便秘引起的缺氧发作。缺氧发作时应将小儿置于膝胸卧位，给予吸氧，并配合医师进行抢救治疗。

术后需要长期吃药吗？

非青紫型先心病不合并肺动脉高压的患儿出院可能需要服用强心、利尿及补钾药物 1 个月，复查后无异常时可停药；非青紫型先心病合并肺动脉高压患儿或青紫型先心病患儿可根据情况适当调整药量继续用药至 3 个月，根据复查情况减停或继续用药；进行过双向 Glenn、全腔肺动脉连接、体肺分流术的患儿术后需小剂量阿司匹林服用 6 个月至终生，不能擅自停药。

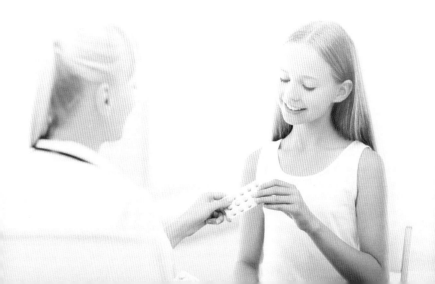

口服地高辛为什么要数心率？
长期应用地高辛需要注意什么问题？

口服地高辛可以有效地加强心肌收缩力、减慢心率、抑制心脏传导，所以数心率是为了及时发现地高辛中毒引起的心动过缓等一系列的心律失常。

地高辛治疗浓度与中毒浓度存在交叉，敏感患者正常浓度即可出现中毒症状，用药期间应注意随访检查：心电图、血压、心率及心律、心功能监测、血电解质（尤其是钾、钙和镁）、肾功能。疑有洋地黄中毒时应及时就诊。

下列情况应慎用：低钾血症、不完全性房室传导阻滞、高钙血症、甲状腺功能减退、缺血性心脏病、急性心肌梗死、心肌炎、肾功能损害。

下列情况禁用：地高辛中毒；室性心动过速、心室颤动；梗阻型肥厚性心肌病。

肺动脉高压的原因是什么？

肺动脉高压是先天性心脏病的常见并发症，理论上讲，所有"左向右分流"先心病都可能导致肺动脉高压。如果先心病未得到及时有效的矫治，肺血管在长期充血的影响下，会逐渐增生、变厚、硬化，失去正常应有的弹性，肺循环压力将进行性升高，当发展至一定程度时，肺动脉高压就将不可逆转，即使此时矫正了心脏畸形，肺动脉压也无法进一步降低，此时临床上称之为"艾森曼格综合征"。

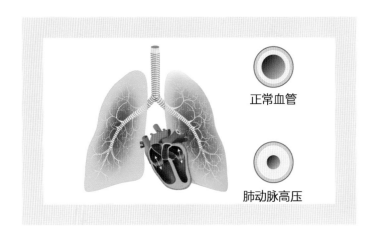

正常血管

肺动脉高压

肺动脉高压
在手术后会完全恢复吗?

先心病引起的肺动脉高压,是一个动态演变、发展的过程。在动力性肺高压阶段,矫治先心病后,肺动脉压完全可能恢复正常,如果已完全形成器质性肺高压,即使手术后肺高压也不能完全逆转。

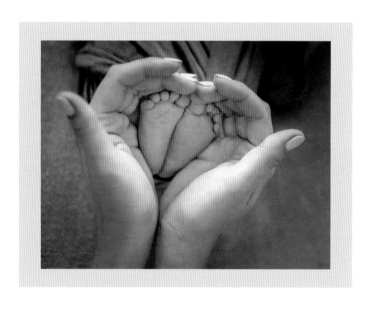

术后还能听到杂音
是因为手术失败吗？

　　一般认为经过手术治疗原有的心脏杂音应该消失。事实上，绝大部分先心病患儿心脏杂音在手术后是消失的，但也有一些患儿仍有心脏杂音。心脏手术后出现的杂音有正常和异常之分。所谓术后正常的杂音，即某些手术后必定会出现杂音，但这并不影响畸形的纠正和心脏功能的康复。例如：①修补缺损的补片或心腔内肌束，或瓣膜腱束等都可能影响血流，而产生轻度的血流漩涡，形成心脏杂音；②瓣膜疾病手术后最常见的是肺动脉瓣狭窄，某些患儿由于瓣膜的增厚、融合，造成肺动脉出口狭小，手术时将融合的瓣膜切开，血液便可畅通无阻。但是瓣膜的增厚不可能即刻改变，切开后的瓣膜不会像正常人瓣膜部那样光滑、关闭密封，所以血流通过瓣膜时还会产生杂音，但这种杂音会随着手术后时间的增长而逐渐变轻；③房室瓣整形后常有不同程度的杂音，术后随着心脏收缩增强，心室压力增高，杂音反而会更响。

异常的杂音见于以下情况：①手术后残余分流，如动脉导管未闭结扎后仍有分流，室间隔缺损修补后残留分流，法洛四联症术后仍残留右心室流出道梗阻等，心脏杂音都比较明显，可能较原来的杂音轻一些，或者差不多；②手术后残余梗阻如左、右心室流出道狭窄或梗阻患者，狭窄或梗阻解除不彻底，仍有一定压力阶差，血流通过时会有杂音。

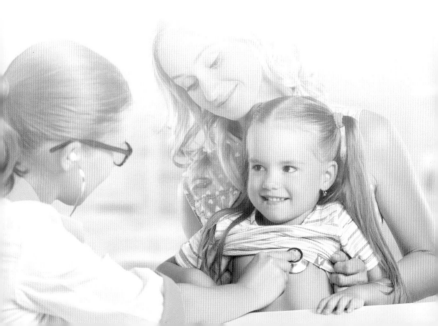

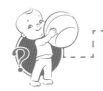

手术后多久拆线？
术后多久可以洗澡？

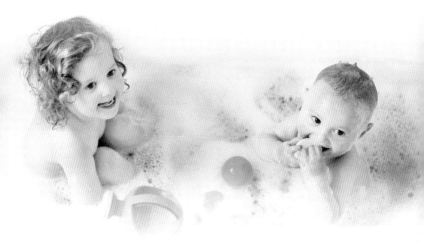

如果伤口愈合良好，一般术后 7~10 天可以拆线。若是可吸收缝线，则不用拆线。具体情况可咨询手术医师。

如果伤口没有红肿渗液，一般在术后 2 周可以洗澡，注意要保护一下皮肤切口，防止感染；如果伤口没有愈合完全，待伤口结痂合拢后才能洗澡，同时也要注意保护皮肤切口。

出院后多久需要到门诊复查?
需复查哪些项目?

先心病患儿一般出院后 1、3、6、12 个月复查 1 次,之后每 1 年复查 1 次,当然期间有任何异常情况需及时复查。复查项目根据患儿不同的复查时期、手术方式、恢复情况等有所不同,复查项目大致包括:心脏听诊、触诊,胸片,心电图,超声心电图,血常规,凝血功能(适用于长期服用抗凝药物的患儿),甚至心导管检查(适用于一些姑息手术后准备再做第 2 次根治手术的患儿)等。

先心病术后的日常生活
需要注意什么?

🌼 **生活要有规律**:先心病患者身体比较虚弱,要注意休息,不要过多看电视和玩耍,要保证足够的睡眠,要保持适宜的温度和湿度,家人及外人不要在患者居住的卧室吸烟,为保持空气新鲜,每天上午可开窗通风 30 分钟,开窗时要注意保暖,时间不宜过长。若无条件洗澡,可用温水擦洗,保持皮肤清洁。不宜到公共场所活动,防止感染疾病。

🌼 **注意饮食卫生**:要注意补充营养,一般没什么特殊禁忌,但应食用价值高易消化的食品,如瘦肉、鱼、鸡蛋、水果和各种蔬菜等。一般不必限制盐量,复杂畸形、心功能低下、有充血心力衰竭者要严格控制盐的摄入,小儿 2~4g,并给予易消化的软食,如馄饨、面条、稀饭等。先心病

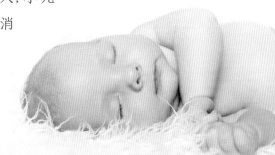

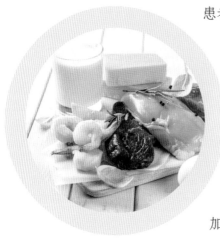

患者宜少食多餐,食量不可过饱,更不能暴食,以免加重心脏负担。饮食要新鲜,符合卫生学要求,以防腹泻加重病情。要控制零食、饮料,不要食用不清洁、过期或含色素及添加剂较多的零食。

🌼 **注意适当的活动**:一般不限制活动,心功能在Ⅰ、Ⅱ级者,可根据情况适当做些日常生活中力所能及的体力活动,活动量以不引起疲劳为度。活动范围应先室内后室外。如感到劳累或心慌气短应停止活动,继续休息。随病情适当增加活动量,但不要感到疲劳,以免加重心脏负担。

🌼 **用药**:简单的先天性心脏病患者,术后恢复较好,心功能正常,一般不需要使用强心利尿剂;复杂畸形及重度肺高压或心功能较差的患者要根据畸形矫正情况,在医师指导下使用强心利尿药或血管扩张药,患者应严格按照医师的嘱咐用药,不可随意乱服用,以免发生危险。

先心病术后饮食有什么要求?

🌼 饮食以高蛋白、高热量、易消化的均衡饮食为主,切忌暴饮暴食。尽量避免摄取过多的盐分以及味精。

🌼 如病情需要应用利尿剂、洋地黄制剂时,也要限制水的摄入,避免出现水肿,导致心功能不全。

🌼 多服用含钾量较高的食物,如菠菜、苦瓜、木瓜、香蕉等,预防低钾血症。如无医师指导,不需要单独服用钾剂。

🌼 家长应学会记录出入量,维持每天出入量的均衡。

🌼 饮食要新鲜,以防腹泻加重病情。小儿要控制零食、饮料,不要食用不清洁、过期或含色素及添加剂较多的零食。

🌼 心力衰竭的患儿,饮食严格限盐,不要吃放碱的馒头和苏打饼干。

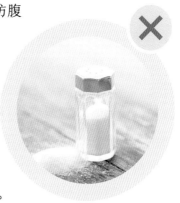

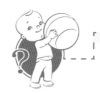

先心病术后孩子
可以参加体育活动吗?

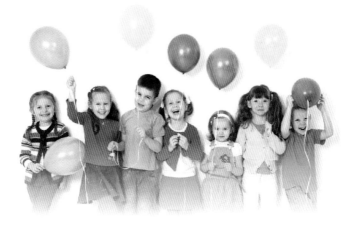

　　大多数先心病的孩子手术后都能够像正常孩子一样活动。但手术后的恢复需要一个过程,一般术后6个月以内不要进行剧烈的活动,如跑、跳等,可在床前屋后走走,晒晒太阳。1岁以内的婴儿尤其要多晒太阳,可口服浓缩鱼肝油滴剂,并加用钙片,防预缺钙。先心病手术6个月后逐渐增加活动量,适龄的孩子可酌情送入幼儿园,若活动后发生心慌气短、呼吸困难、发绀、恶心、呕吐、尿少、眼皮水肿等情况应及时就诊。

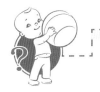

先心病患儿成年后
可以结婚生子吗?

先心病患儿手术纠正其畸形后是能生儿育女的。首先,心脏病是归属于循环系统的疾病,而能否生育是归属于生殖系统的,只要生殖系统健康在其心功能允许的情况下是完全可以生育的。

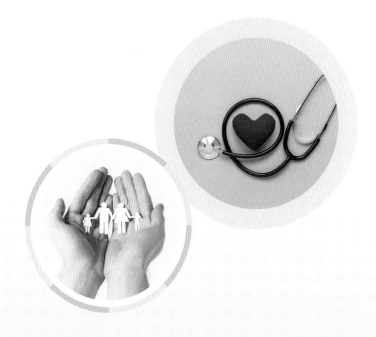

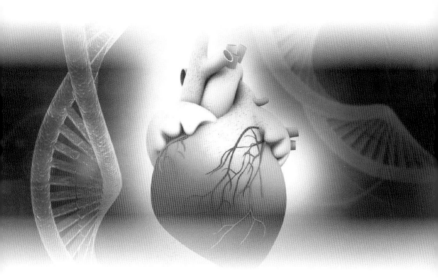

其次,先心病是一种多基因遗传病,目前公认先心病是由遗传因素和环境因素或两者共同作用而引起,后者更重要。

因此,患先心病的母亲或父亲将来生育的小儿不一定患病。当然,所有患有先心病的父母可在婚前做染色体检查,排除遗传因素。到心脏专科医院复查心脏彩超并评估心功能的情况是否适合分娩及适合哪种分娩方式,根据病种的不同听取专家的建议。如施行瓣膜置换术的母亲需口服抗凝药,在怀孕期间要调整治疗方案。在胎儿期的心脏彩超检查也可以及时发现严重的先心病,便于早发现、早诊断。

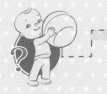

完全性肺静脉异位引流
需要急诊手术吗?

完全性肺静脉异位引流是一种复杂的先心病,占先心病发病率的 1.5%~3%,是肺静脉分别或总汇成一支后,引流到左无名静脉、上腔静脉、右心房、左侧上腔静脉、冠状静脉窦、奇静脉或门静脉等处,而不引流入左心房,导致右心房、右心室增大。此类病均有心房间隔缺损或卵圆孔开放,使混合于右心房的氧合和未氧合血液得以流入左心房,从而进入体循环动脉,到达身体各部位。如果不采取手术治疗,75%的患儿在 1 岁内死亡,其自然生存率与肺静脉回流有无梗阻和房间隔缺损是否足够大有很大关系,如果存在严重的肺静脉回流梗阻,患儿出生早期表现为发绀和心力衰竭,需要通过急诊手术挽救生命。

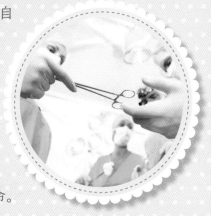

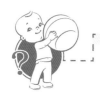

什么是先心病镶嵌手术?

随着介入器材和技术的成熟,当前先心病的治疗策略正在改变,各科间的治疗模式已经发生了很大的变化,小儿心脏内科医师从听诊器+口服药→造影剂+X线机→DSA技术+支架+封堵器→日益增大的有创化,而小儿心外科医师则从传统开胸→微小切口手术→孔穴手术+经皮体外循环→日益明显的微创化。两种方向之间各具优势,日益融合,使得先心外科的发展趋势逐步朝着安全、微创、无痛苦的方向努力,介入治疗和外科手术相互结合应用的镶嵌治疗也逐渐成为趋势,今后也可能是最佳的治疗模式。先心病镶嵌治疗既包含围手术期各个环节中应用介入治疗技术辅助和支持外科手术,又包含介入治疗过程中的外科参与。镶嵌治疗包括手术前(如主肺侧支血管栓塞术)、手术中(如体外循环下肌部室间隔缺损封堵)、手术后(如 PDA 结扎术后和 VSD 修补术后残余分流的介入治疗、肺动脉球囊扩张后再狭窄的手术治疗)。镶嵌治疗可明显提高先心病,特别是复杂先心病的手术成功率,改善手术近、远期效果,具有很高临床价值,随着先心病内、外科医师对先心病治疗认识水平的提高,镶嵌治疗策略必将会越来越多地应用于临床实践中。

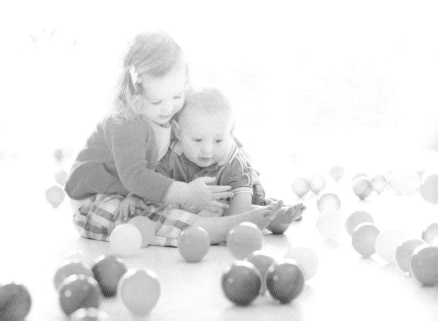

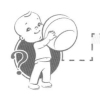

食管闭锁术后的孩子
应该怎样喂养？

患儿术后早期应禁食并留置胃管,其作用为引流胃内容物、减轻腹胀,有利于患儿呼吸,对吻合的食管有支撑作用,防止食管吻合口狭窄。同时予以全静脉营养,即输液补充营养。待进行食管造影明确无食管吻合口瘘后可通过胃管鼻饲喂养,逐步过渡到经口喂养。喂养的量可根据患儿实际情况,在医师的指导下逐步增加至正常量。但是,食管闭锁修复术后的婴幼儿,其特有的食管有效蠕动丧失,可持续至成年,再加上胃食管反流,导致胃酸清除力异常,出现肺部并发症、吻合口狭窄以及后期的反流性食管炎。所以,在婴儿、儿童期应持续给予抗反流药物治疗,当这些患儿成人后,仍应长期随诊有无食管炎的征象。

55检